Die Villa

Henry Van Dyke

Writat

Cette édition parue en 2024

ISBN : 9789359949680

Publié par
Writat
email : info@writat.com

Die Villa

Weightman - VILLA herrschte eine Atmosphäre ruhiger und zurückhaltender Opulenz , die nicht von verschwendetem Geld, sondern von klug eingesetztem Reichtum zeugte. Es stand an einer Ecke der Avenue, die nicht mehr als Wohnsitz galt, und blickte mit einem Ausdruck von Selbstgefälligkeit und halber Verachtung auf die anschwellende Geschäftsflut.

Das Haus war nicht schön. An der geraden Fassade aus schokoladenfarbenem Stein, an den schweren Gesimsen, an den breiten, durchsichtigen Fenstern aus Flachglas und an den geschnitzten und bronzeverzierten Mahagonitüren am oberen Ende der breiten Treppe gab es nichts, was das Auge bezaubern oder die Fantasie anregen könnte . Aber es war überaus respektabel und auf seine Art imposant. Es schien zu sagen, dass die glitzernden Geschäfte der Juweliere, Hutmacher, Konditoreien, Floristen, Bilderhändler, Kürschner, Hersteller seltener und kostbarer Antiquitäten und Einzelhändler für Luxusartikel des täglichen Lebens unauffällig waren Haus, das seine Wurzeln in der Hochfinanz hatte und buchstäblich und im übertragenen Sinne im Schatten der St. Petronius-Kirche erbaut wurde.

Gleichzeitig hatte die Art und Weise, wie sich das Herrenhaus inmitten der sich verändernden Nachbarschaft behauptete, etwas Selbstgefälliges und Glückwünschendes. Es schien fast, als wäre es ein wenig erhöht zwischen den hohen Gebäuden in der Nähe, als ob es den steigenden Wert des Landes, auf dem es stand, spürte.

John Weightman war wie das Haus, in das er sich vor dreißig Jahren gebaut hatte und in dem seine Ideale und Ambitionen verankert waren. Er war ein Selfmademan. Aber bei der Herstellung hatte er ein hochgeschätztes Muster gewählt und nach den anerkannten Regeln gearbeitet. An ihm war nichts Unregelmäßiges, Fragwürdiges, Extravagantes. Er war solide, korrekt und zu Recht erfolgreich.

Seine kleinen Vorlieben waren natürlich sorgfältig auf dem neuesten Stand gehalten worden. Zu gegebener Zeit wurden im Herrenhaus Bilder der Meister von Barbizon, alte englische Tafeln und Porträts, Bronzen von Barye und Murmeln von Rodin, persische Teppiche und chinesisches Porzellan ausgestellt. Es enthielt ein Louis-Quinze-Empfangszimmer, einen Empire-Salon, ein jakobinisches Esszimmer und verschiedene Wohnungen, die entfernt an die Möbelstile verstorbener Monarchen erinnerten. Dass die Flure für die historische Perspektive zu kurz waren, machte keinen großen Unterschied. Amerikanische dekorative Kunst ist *in der Lage* , alle Epochen zu absorbieren. Von jeder Epoche wünschte sich Herr Weightman etwas vom Besten. Er verstand den Wert, der als Zertifikat vorhanden und als Investition vielversprechend war.

Nur in der Architektur seines Stadthauses blieb er konservativ, unnachgiebig, man könnte fast sagen frühviktorianisch-christlich. Sein Landhaus in Dulwich-on-the-Sound war ein Palast der italienischen Renaissance. Aber in der Stadt hielt er an einer Architektur fest, die moralische Assoziationen hatte, der Brownstone-Epoche des 19. Jahrhunderts. Es war ein Symbol seiner sozialen Stellung, seiner religiösen Doktrin und in gewisser Weise sogar seines Geschäftsglaubens.

„Ein Mann mit festen Prinzipien", würde er sagen, „sollte sie im Aussehen seines Hauses zum Ausdruck bringen. New York verändert seine Wohnarchitektur zu schnell. Es ist wie eine Scheidung. Es ist nicht würdevoll. Ich mag es nicht. Extravaganz." und Wankelmütigkeit werden in den meisten dieser neuen Häuser beworben. Ich möchte für unterschiedliche Qualitäten bekannt sein. Würde und Besonnenheit sind die Dinge, denen die Menschen vertrauen. Jeder weiß, dass ich es mir leisten kann, in dem Haus zu leben, das zu mir passt. Das ist eine Garantie an die Öffentlichkeit. Es erweckt Vertrauen. Es hilft meinem Einfluss. In der Bibel gibt es einen Text über „ein Haus, das Fundamente hat". Das ist die richtige Art von Villa für einen soliden Mann.

Harold Weightman hatte seinem Vater oft zugehört, wie er auf diese Weise über die Grundprinzipien des Lebens sprach, und immer mit geteilter Meinung. Er bewunderte die Talente seines Vaters und die zielstrebige Energie, mit der er sie förderte, außerordentlich. Aber in der väterlichen Philosophie gab es etwas, das den jungen Mann beunruhigte und bedrückte und ihn innerlich nach frischer Luft und freiem Handeln schnappen ließ.

Zuweilen, während seines Studiums und seiner Jahre an der juristischen Fakultät, hatte er diesem Impuls nachgegeben und sich abgewendet – mal hin zu Extravaganz und Verschwendung, und dann, als die Reaktion kam, hin zu einer romantischen Hingabe an die Arbeit unter den Armen. Er hatte gespürt, dass sein Vater diese beiden Formen der Unvorsichtigkeit missbilligte; aber es wurde nie auf harte oder gewalttätige Weise zum Ausdruck gebracht, immer mit einer gewissen toleranten Geduld, wie man sie vielleicht gegenüber den Fehlern und Launen der ganz Kleinen an den Tag legt. John Weightman war nicht voreilig, impulsiv oder rücksichtslos, nicht einmal gegenüber seinen eigenen Kindern. Bei ihnen, wie auch beim Rest der Welt, hatte er das Gefühl, einen guten Ruf aufrechtzuerhalten und eine Theorie zu rechtfertigen. Er konnte es sich leisten, ihnen Zeit zu geben, um zu erkennen, dass er absolut recht hatte.

Eines seiner Lieblingszitate aus der Heiligen Schrift war: „Wartet auf den Herrn." Er hatte es auf Immobilien und auf Menschen angewendet, mit gewinnbringenden Ergebnissen.

Aber für den Menschen ist das Gefühl, erwartet zu werden, nicht immer angenehm. Manchmal, besonders bei jungen Menschen, erzeugt es eine unbestimmte Unruhe, einen stummen Groll, der noch dadurch verstärkt wird, dass man es kaum erklären oder rechtfertigen kann. John Weightman war sich dessen nicht bewusst. Es lag außerhalb seines Horizonts. Er berücksichtigte es nicht in seinem Lebensplan, den er für sich und seine Familie als Teilhaber und Erben seines Erfolgs aufstellte.

„Vater spielt uns", sagte Harold in einem Moment der Verärgerung zu seiner Mutter, „wie Figuren in einer Schachpartie."

„Meine Liebe", sagte die Dame, deren Glaube an ihren Mann religiös war, „Sie sollten nicht so ungeduldig sprechen. Wenigstens gewinnt er das Spiel. Er ist einer der angesehensten Männer in New York. Und er ist sehr großzügig." , zu."

„Ich wünschte, er wäre großzügiger und ließe uns wir selbst sein", sagte der junge Mann. „Er hat immer etwas für uns im Blick und erwartet, dass er uns dorthin bringt."

„Aber ist es nicht immer zu unserem Vorteil?" antwortete seine Mutter. „Sehen Sie, was für eine Position wir haben. Niemand kann sagen, dass unser Geld befleckt ist. Es gibt keine Gerüchte über Ihren Vater. Er hat die Gesetze Gottes und der Menschen befolgt. Er hat nie Fehler gemacht."

Harold stand von seinem Stuhl auf und schürte das Feuer. Dann kam er zu der üppigen, gut gekleideten, fest aussehenden Dame zurück und setzte sich neben sie auf das Sofa. Er nahm sanft ihre Hand und betrachtete die beiden Ringe – ein dünnes Band aus Gelbgold und einen kleinen Solitärdiamanten –, die in bescheidener Würde ihren Platz an ihrem dritten Finger hielten, als wären sie nicht beschämt, sondern durch die Pracht gerechtfertigt der Smaragd, der neben ihnen glitzerte.

„Mutter", sagte er, „du hast eine wunderbare Hand. Und Vater hat keinen Fehler gemacht, als er dich gewonnen hat. Aber bist du sicher, dass er immer so unfehlbar war?"

„Harold", rief sie etwas steif, „was meinst du? Sein Leben ist ein offenes Buch."

„Oh", antwortete er, „ich meine es nicht schlecht, liebe Mutter. Ich weiß, dass das Leben des Gouverneurs ein offenes Buch ist – ein Hauptbuch, wenn Sie so wollen, das in der besten Buchhaltungshand geführt wird und immer zur Einsicht bereit ist – jeden Tag." Seite korrekt und zeigt ein schönes Gleichgewicht. Aber ist es nicht ein Fehler, uns nicht zu erlauben, unsere eigenen Fehler zu machen, für uns selbst zu lernen, unser eigenes Leben zu leben? Müssen wir immer für das „Gleichgewicht" arbeiten? Ich möchte ich selbst sein – aus diesem immerwährenden, gewinnbringenden „Plan" herauskommen – mich gehen lassen und mich zumindest für eine Weile verlieren – die Dinge tun, die ich tun möchte, einfach weil ich es will um sie zu tun.

„Mein Junge", sagte seine Mutter besorgt, „du wirst nichts Falsches oder Dummes tun? Du kennst die Unwahrheit dieses alten Sprichworts über den wilden Hafer."

Er warf den Kopf zurück und lachte. „Ja, Mutter", antwortete er, „ich weiß es gut genug. Aber in Kalifornien ist der Wildhafer, wissen Sie, eine der wertvollsten Nutzpflanzen. Er wächst überall auf den Hügeln und hält das Vieh und die Pferde am Leben. Aber Das war nicht das, was ich meinte – wilden Hafer zu säen, sagen wir, wilde Blumen zu pflücken, wenn Sie so wollen, oder sogar Wildgänse zu jagen – etwas zu tun, das mir gut erscheint, nur um seiner selbst willen, nicht um des Lohns willen der einen oder anderen Art. Ich fühle mich wie ein Angestellter im Dienste dieses prächtigen Herrenhauses – etwa in der Ausbildung für den Posten meines Vaters als Haushofmeister. Ich möchte irgendwie raus, mich frei fühlen – vielleicht um etwas für andere zu tun ."

Die Stimme des jungen Mannes zögerte ein wenig. „Ja, das hört sich nach Unsinn an, ich weiß, aber manchmal habe ich das Gefühl, ich würde gerne etwas Gutes in der Welt tun, wenn Vater nur nicht darauf bestehen würde, dass Gott es ins Hauptbuch einträgt."

Seine Mutter bewegte sich unruhig und ein leichter Ausdruck der Verwirrung erschien auf ihrem Gesicht.

„Ist das nicht fast respektlos?" Sie fragte. „Sicherlich müssen die Gerechten ihren Lohn erhalten. Und dein Vater ist gut. Sehen Sie, wie viel er allen etablierten Wohltätigkeitsorganisationen gibt, wie viele Dinge er gegründet hat. Er denkt immer an andere und plant für sie. Und sicherlich für uns: Er macht alles. Wie gut er diese Reise nach Europa für mich und die Mädchen geplant hat – die Gerichtspräsentation in Berlin, die Saison an der Riviera, die Besuche in England bei den Plumptons und den Halverstones . Er sagt, Lord Halverstone habe das Beste altes Haus in Sussex, rein elisabethanisch, und auch alle alten Bräuche werden beibehalten –

Familiengebete jeden Morgen für alle Hausangestellten. Übrigens, Sie kennen seinen Sohn Bertie, glaube ich."

Harold lächelte ein wenig vor sich hin, als er antwortete: „Ja, ich habe letzten Juni mit dem ehrenwerten Ethelbert auf Catalina Island geangelt; er ist trotz seines herangewachsenen Geistes ein ziemlich anständiger Kerl. Aber Sie? – Mutter, Sie sind einfach großartig! Sie." sind Vaters Meisterwerk." Der junge Mann beugte sich zu ihr herüber, um sie zu küssen, und ging zum Reitclub, wo er nachmittags im Park galoppierte .

So begab es sich Anfang Dezember, dass Frau Weightman und ihre beiden Töchter auf ihrer ernsthaften Vergnügungsreise nach Europa segelten, genau wie es im Buch der Vorsehung geschrieben stand; und John Weightman , der den Eintrag vorgenommen hatte, musste den Rest des Winters mit seinem Sohn und Erben in der Brownstone-Villa verbringen.

Sie waren bequem genug. Die Maschinerie des riesigen Establishments lief so reibungslos wie ein großer elektrischer Dynamo. Sie waren auch beschäftigt genug. John Weightmans Pläne und Unternehmungen waren kompliziert, obwohl sein Handlungsprinzip immer einfach war – für jede Ausgabe und jeden Aufwand einen guten Gegenwert zu erzielen. Das Bankhaus, dessen Chef er war, dessen Gehirn, Wille und absolut kontrollierende Hand er war, war so bewundernswert organisiert, dass die Einzelheiten seiner Leitung nur wenig Zeit in Anspruch nahmen. Aber die zahlreichen anderen Interessen, die von ihr ausgingen und von ihr abhängig waren – oder vielleicht wäre es genauer zu sagen, die zu ihrer Solidität und ihrem Erfolg beitrugen –, die vielen Investitionen, industrieller, politischer, wohlwollender, reformatorischer, kirchlicher Art, die dazu beigetragen haben Den Namen Weightman in Stadt, Kirche und Staat bekannt und mächtig zu machen, erforderte viel Aufmerksamkeit und sorgfältige Steuerung, damit jeder das gewünschte Ergebnis erzielen konnte. Es gab Vorstandssitzungen von Unternehmen und Krankenhäusern, Konferenzen an der Wall Street und in Albany, Beratungen und Ausschusssitzungen im Brownstone-Herrenhaus.

Für einen Anteil an diesem ganzen Geschäft und seinen Nebengeschäften ließ John Weightman seinen Sohn in einer der berühmten Anwaltskanzleien der Stadt ausbilden; Denn er vertrat die Auffassung, dass das Bankwesen selbst eine einfache Angelegenheit sei und die einzigen wirklichen Schwierigkeiten des Finanzwesens auf seiner rechtlichen Seite lägen. In der Zwischenzeit wünschte er, dass der junge Mann die Männer kennenlernte und kennenlernte, mit denen er es zu tun haben würde, wenn er Teilhaber des Hauses würde. So fanden im Dezember ein paar Abendessen in der Villa statt, woraufhin der Vater den Sohn darauf aufmerksam machte, dass über hundert Millionen Dollar auf dem Tisch herumlagen.

Aber an Heiligabend speisten Vater und Sohn ohne Gäste zusammen, und ihre Gespräche an der breiten Tafel, die mit Silber und geschliffenem Glas glitzerte und von Kerzen im Schatten sanft beleuchtet wurde, waren intim, wenn auch manchmal etwas langsam. Der ältere Mann war in einer eher ungewöhnlichen Stimmung, expansiver und vertraulicher als gewöhnlich; und als der Kaffee hereingebracht wurde und sie allein gelassen wurden, sprach er freier von seinen persönlichen Plänen und Hoffnungen als jemals zuvor.

„Ich bin heute Abend sehr dankbar", sagte er schließlich; „Es muss etwas in der Luft von Weihnachten sein, das mir dieses Gefühl der Dankbarkeit für die vielen göttlichen Gnaden gibt, die mir geschenkt wurden. Alle Prinzipien, nach denen ich versucht habe, mein Leben zu leiten, wurden gerechtfertigt. Ich habe das nie gemacht." Ich habe den Wert dieser gesalzenen Mandel durch irgendetwas ersetzt, das die Gerichte zumindest auf lange Sicht nicht aufrechterhalten würden, und doch – oder wäre es nicht richtiger zu sagen und deshalb? – meine Angelegenheiten haben sich wunderbar entwickelt. Darin liegt eine Menge Text „Ehrlichkeit ist das Beste" – aber nein, das ist doch nicht aus der Bibel, oder? Moment mal, so etwas gibt es, ich weiß."

„Darf ich mir eine Zigarre anzünden, Vater", sagte Harold und wandte sich ab, um ein Lächeln zu verbergen, „während du dich an den Text erinnerst?"

„Ja, sicherlich", antwortete der ältere Mann ziemlich kurz; „Du weißt, ich mag den Geruch nicht. Aber es ist eine verschwenderische, nutzlose Angewohnheit, und deshalb habe ich sie nie praktiziert. Nichts Nutzloses ist der Mühe wert, das ist mein Motto – nichts, was nicht die Belohnung bringt. Oh, jetzt ich." Erinnern Sie sich an den Text: „Wahrlich, ich sage euch, sie haben ihren Lohn." Ich werde Doktor Snodgrass bitten, eines Tages eine Predigt über diesen Vers zu halten.

„Du als Beispiel?"

„Nun, nicht ganz das; aber ich könnte ihm gutes Material aus meiner eigenen Erfahrung geben, um die Wahrheit der Heiligen Schrift zu beweisen. Ich kann ehrlich sagen, dass es keine meiner Wohltätigkeitsorganisationen gibt, die mir nicht eine gute Rendite gebracht hat, auch nicht." die Steigerung des Einflusses, der Aufbau von Kreditwürdigkeit oder die Verbindung mit bedeutenden Menschen. Natürlich muss man vorsichtig sein, wie man gibt, um die besten Ergebnisse zu erzielen – kein wahlloses Geben – keine Pfennige in Bettlerhüten! Das hat es Es war einer meiner Grundsätze, bei Wohltätigkeitsorganisationen immer das gleiche Urteilsvermögen anzuwenden wie bei meinen anderen Angelegenheiten, und sie haben mich nicht enttäuscht."

„Sogar der Scheck, den Sie auf den Teller legen, wenn Sie am Sonntagmorgen die Gaben zum Altar bringen?"

„Sicher; allerdings ist der Einfluss dort weniger direkt; und ich muss gestehen, dass ich meine Zweifel habe, was die Sammlung für Auslandsvertretungen betrifft. Das kommt mir immer romantisch und verschwenderisch vor. Man hört nie etwas Bestimmtes davon", heißt es Die Missionare haben viel getan, um den Weg für den Handel zu ebnen; vielleicht – aber sie haben uns auch in kommerzielle und politische Schwierigkeiten gebracht. Dennoch gebe ich ihnen – ein wenig – es ist eine Gewissenssache, mich mit allem zu identifizieren die Unternehmungen der Kirche; sie ist die tragende Säule der sozialen Ordnung und einer wohlhabenden Zivilisation. Aber die besten Formen der Wohltätigkeit sind die gut etablierten, organisierten hier zu Hause, wo die Menschen sie sehen und wissen können, was sie tun."

„Du meinst diejenigen, die einen örtlichen Wohnort und einen Namen haben."

„Ja, sie bieten bei weitem die sicherste Rendite, obwohl es natürlich etwas bringt, wenn man zu allgemeinen Fonds beiträgt. Ein öffentlicher Mann kann es sich nicht leisten, ohne Gemeinsinn zu sein. Aber im Großen und Ganzen bevorzuge ich ein Gebäude oder eine Stiftung." Ein guter Name und eine gute Institution haben einen gegenseitigen Vorteil, wenn sie in der öffentlichen Wahrnehmung miteinander verbunden sind. Es hilft beiden. Denk daran, mein Junge. Natürlich musst du es am Anfang ein wenig üben ; später Sie werden größere Chancen haben. Aber versuchen Sie, Ihre Gaben dort zu platzieren, wo sie erkennbar sind, und rundum Gutes zu tun. Auf lange Sicht werden Sie erkennen, wie klug es ist."

„Ich kann es schon sehen, mein Herr, und die Art und Weise, wie Sie es beschreiben, sieht erstaunlich weise und umsichtig aus. Mit anderen Worten, wir müssen unser Brot in großen Broten auf das Wasser werfen, getragen von Klangschiffen, die mit dem Namen des Besitzers gekennzeichnet sind, damit das Die Rückfracht kommt sicher zu uns zurück.

Der Vater lachte, aber seine Augen runzelten leicht die Stirn, als vermutete er etwas Respektloses hinter der respektvollen Antwort.

„Sie sagen es humorvoll, aber was Sie sagen, hat Sinn. Warum nicht? Gott regiert das Meer, aber er erwartet von uns, dass wir die Gesetze der Schifffahrt und des Handels befolgen. Warum kümmern Sie sich nicht gut um Ihr Brot, auch wenn Sie es verschenken? ?"

„Es steht mir nicht zu, zu sagen, warum nicht – und doch fallen mir Fälle ein –" Der junge Mann zögerte einen Moment. Seine halbfertige Zigarre war ausgegangen. Er stand auf und warf es ins Feuer, vor dem er stehen blieb –

eine schlanke, eifrige, unruhige junge Gestalt, mit einem Anflug von Hunger im feinen Gesicht, seltsam ähnlich und unähnlich dem Vater, den er mit halbherzigem Blick ansah. wehmütige Neugier.

„Tatsache ist, Sir", fuhr er fort, „mir geht jetzt ein solcher Fall durch den Kopf, und er liegt mir auch sehr am Herzen. Deshalb habe ich daran gedacht, heute Abend mit Ihnen darüber zu sprechen. Sie erinnern sich an Tom." Rollins, der Junior, der so gut zu mir war, als ich aufs College kam?"

Der Vater nickte. Er erinnerte sich in der Tat sehr gut an die ärgerlichen Vorkommnisse bei der ersten Eskapade seines Sohnes und daran, wie Rollins ihm zur Seite gestanden und dazu beigetragen hatte, eine öffentliche Schande zu vermeiden, und wie sich zwischen den beiden Jungen, deren Schicksal so unterschiedlich war, eine enge Freundschaft entwickelt hatte.

„Ja", sagte er, „ich erinnere mich an ihn. Er war ein vielversprechender junger Mann. Hat er Erfolg gehabt?"

„Nicht ganz – das heißt, noch nicht. Sein Geschäft läuft ziemlich schlecht. Er hat eine Frau und ein kleines Baby, wissen Sie. Und jetzt ist er zusammengebrochen – mit seiner Lunge stimmt etwas nicht. Der Arzt sagt, seine einzige Chance sei ein Jahr oder achtzehn Monate in Colorado. Ich wünschte, wir könnten ihm helfen."

"Wie viel würde es kosten?"

„Drei- oder viertausend vielleicht als Darlehen."

„Sagt der Arzt, dass er gesund wird?"

„Eine Kampfchance – sagt der Arzt."

Das Gesicht des älteren Mannes veränderte sich subtil. Keine Linie wurde verändert, aber sie schien eine andere Substanz zu haben, als wäre sie aus festem, unvergänglichem Material geschnitzt.

„Eine Kampfchance", sagte er, „mag zwar als Spekulation genügen, aber es ist keine gute Investition. Du schuldest dem jungen Rollins etwas. Deine Dankbarkeit gebührt dir. Aber übertreibe es nicht. Schicke ihm drei oder vier." Hundert, wenn Sie so wollen. Davon werden Sie nie wieder etwas hören, außer im Dankesbrief. Aber seien Sie um Himmels willen nicht sentimental. Religion ist keine Frage des Gefühls, sondern eine Frage des Prinzips.

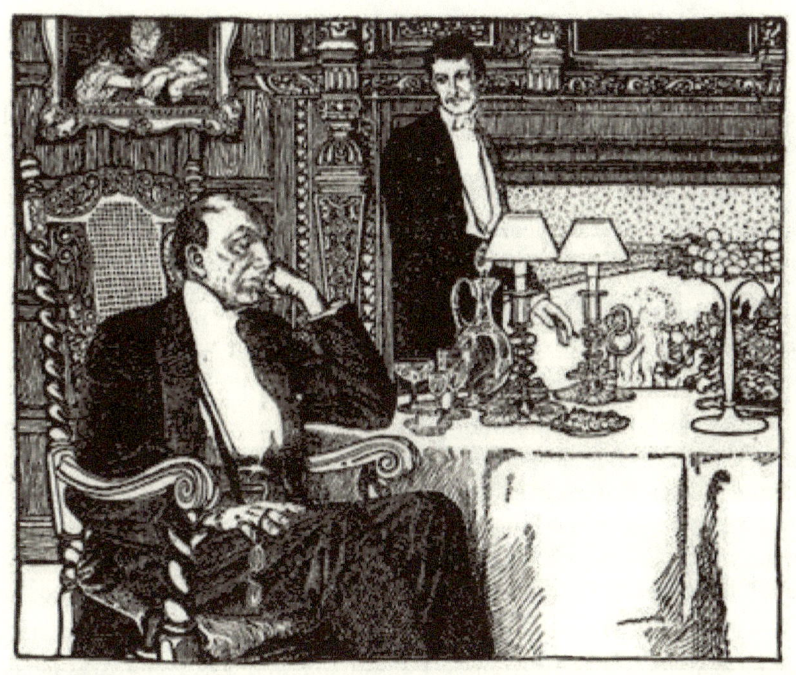
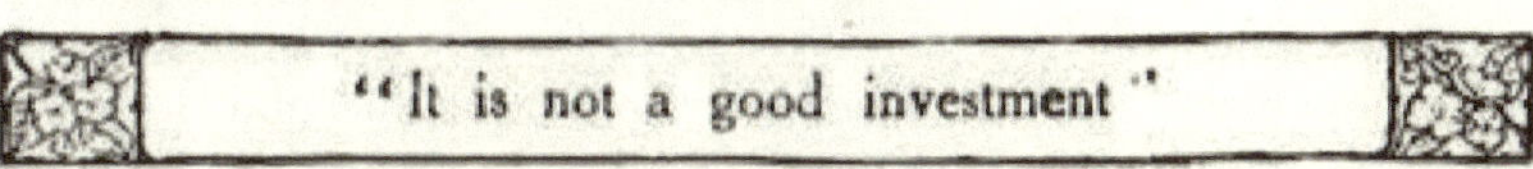

Das Gesicht des jüngeren Mannes veränderte sich nun. Aber anstatt fest und eingraviert zu werden, schien es durch die Hitze eines inneren Feuers zum Leben zu verschmelzen. Seine Nasenflügel bebten vor schnellem Atem, seine Lippen waren gekräuselt.

"Prinzip!" er sagte. „Sie meinen Kapital – und auch Zinsen. Nun, Sir, Sie wissen am besten, ob das Religion ist oder nicht. Aber wenn ja, zählen Sie mich bitte aus. Tom hat mich vor sechs Jahren davor gerettet, zum Teufel zu gehen; und ich' Ich werde verdammt sein, wenn ich ihm jetzt nicht so gut wie möglich helfe.

John Weightman sah seinen Sohn fest an. „Harold", sagte er schließlich, „du weißt, dass ich gewalttätige Sprache nicht mag, und sie hat nie irgendeinen Einfluss auf mich. Wenn ich deinem Vorschlag ehrlich zustimmen könnte, würde ich dir das Geld überlassen; aber ich kann' t; es ist extravagant und nutzlos. Aber Sie erhalten morgen Ihren Weihnachtsscheck über tausend Dollar. Sie können ihn nach Belieben verwenden. Ich mische mich nie in Ihre Privatangelegenheiten ein."

„Danke", sagte Harold. „Vielen Dank! Aber es gibt noch eine andere private Angelegenheit. Ich möchte diesem Leben, dieser Stadt, diesem Haus entfliehen . Ich könnte jetzt zumindest bis zur Neufundland-Station gehen. Haben Sie Ihre Meinung geändert?“

„Überhaupt nicht. Ich halte es für ein äußerst dummes Unterfangen. Es würde die Karriere unterbrechen, die ich für Sie geplant habe.“

„Nun, hier ist ein günstigeres Angebot. Algy Vanderhoof möchte, dass ich ihn auf seiner Yacht begleite, mit – nun ja, mit einer kleinen Party – einer Kreuzfahrt durch die Westindischen Inseln. Würde Ihnen das lieber sein?“

„Sicher nicht! Die Vanderhoof-Gruppe ist wild und gottlos – ich möchte nicht, dass du mit Narren in Gesellschaft stehst, die auf dem breiten und einfachen Weg wandeln, der ins Verderben führt.“

„Es ist eine ziemlich schwere Entscheidung“, sagte der junge Mann mit einem kurzen Lachen und drehte sich zur Tür um. „Ihrer Meinung nach gibt es kaum einen Unterschied – ein Narrenparadies oder eine Narrenhölle! Nun, für mich ist es das eine oder das andere, und ich werde heute Abend darauf wetten: Kopf, ich verliere; Zahl, der Teufel gewinnt.“ Wie dem auch sei, ich habe das satt und bin da raus.“

„Harold“, sagte der ältere Mann (und seine Stimme zitterte leicht), „lass uns an Heiligabend nicht streiten. Ich möchte dich nur davon überzeugen, ernsthaft über die Pflichten und Verantwortlichkeiten nachzudenken, die Gott hat.“ rief dich – sprich nicht leichtfertig über Himmel und Hölle – denk dran, es gibt ein anderes Leben.“

Der junge Mann kam zurück und legte seine Hand auf die Schulter seines Vaters.

„Vater“, sagte er, „ich möchte mich daran erinnern. Ich versuche daran zu glauben. Aber irgendwie kommt mir in diesem Haus alles unwirklich vor. Zweifellos ist alles, was du sagst, völlig richtig und weise. Das tue ich nicht Ich wage nicht, dagegen zu argumentieren, aber ich kann es nicht fühlen – das ist alles. Wenn ich eine Seele haben soll, sei es, um sie zu verlieren oder zu retten, muss ich wirklich leben. Im Moment bedeuten weder die Gegenwart noch die Zukunft etwas zu mir. Aber wir werden uns bestimmt nicht streiten. Ich bin Ihnen sehr dankbar und wir werden uns von unseren Freunden trennen. Gute Nacht, Sir.“

Der Vater streckte schweigend seine Hand aus. Die schwere Portière ließ sich geräuschlos hinter dem Sohn herablassen, und er stieg die breite, geschwungene Treppe hinauf zu seinem eigenen Zimmer.

Währenddessen saß John Weightman in seinem geschnitzten Stuhl im jakobinischen Esszimmer. Er fühlte sich seltsam alt und langweilig. Die Porträts schöner Frauen von Lawrence, Reynolds und Raeburn, die ihm oft wie echte Gesellschaft erschienen waren, wirkten distanziert und uninteressant. Er stellte sich etwas Kaltes und fast Unfreundliches in ihrem Gesichtsausdruck vor, als würden sie durch ihn hindurch oder über ihn hinausstarren. Sie kümmerten sich nicht um seine Prinzipien, seine Hoffnungen, seine Enttäuschungen, seine Erfolge; Sie gehörten zu einer anderen Welt, in der er keinen Platz hatte. Dabei verspürte er einen vagen Groll, ein Unbehagen, das er weder beschreiben noch erklären konnte. Er war es gewohnt, in jeder Region, selbst in der Region seiner eigenen Träume, in vollem Umfang berücksichtigt, respektiert und geschätzt zu werden.

Dann klingelte er nach dem Butler, sagte ihm, er solle das Haus schließen und sich nicht aufsetzen, und ging mit schleppenden Schritten in die lange Bibliothek, in der die Schattenlampen brannten. Sein Blick fiel auf die niedrigen Regale voller kostbarer Bücher, aber er hatte keine Lust, sie zu öffnen. Sogar die sorgfältig ausgewählten Bilder, die über ihnen hingen, schienen ihre Anziehungskraft verloren zu haben. Er hielt einen Moment vor einem Idyll von Corot inne – einem Tanz von Nymphen um einen vergessenen Altar in einer dunstigen Lichtung – und betrachtete es neugierig. Das Bild hatte etwas Verzückendes und Gelassenes an sich, ein Hauch von Frühling in den nebligen Bäumen, eine Harmonie der Freude in den tanzenden Figuren, die in ihm ein Gefühl von halb Vergnügen und halb Neid weckten. Es stellte etwas dar, das er in seinem kalkulierten, geordneten Leben nie gekannt hatte. Er war leicht misstrauisch.

„Es ist sicherlich sehr schön", dachte er, „aber es ist eindeutig heidnisch; dieser Altar ist einem heidnischen Gott gewidmet. Er passt nicht in das Schema eines christlichen Lebens. Ich bezweifle, dass er mit meinem Ton übereinstimmt." Ich werde es diesen Winter verkaufen. Es wird das Drei- oder Vierfache dessen bringen, was ich dafür bezahlt habe. Das war ein guter Kauf, ein sehr gutes Geschäft."

Er ließ sich auf den Drehstuhl vor seinem großen Bibliothekstisch fallen. Es war mit Broschüren und Berichten über die verschiedenen Unternehmen bedeckt, an denen er interessiert war. Es gab einen Stapel Zeitungsausschnitte, in denen sein Name mit Lob für seine nachhaltige Macht als Säule der Finanzen, für sein wohlüberlegtes Wohlwollen, für seine Unterstützung kluger und umsichtiger Reformbewegungen, für seine Diskretion bei der Gewährung dauerhafter öffentlicher Schenkungen erwähnt wurde ..." „The Weightman Charities", nannte ein sehr gefälliger Redakteur sie, als ob sie es verdienten, als eigene Art eingestuft zu werden.

Lustlos drehte er die Papiere um. Es gab eine Beschreibung und ein Bild des „ Weightman Wing of the Hospital for Cripples", dessen Präsident er war; und ein Artikel über den neuen Professor am „ Weightman Chair of Political Jurisprudence" an der Jackson University, dessen Treuhänder er war; und ein illustrierter Bericht über die Eröffnung der „ Weightman

Grammar-School" in Dulwich-on-the-Sound, wo er aus steuerlichen Gründen seinen legalen Wohnsitz hatte.

Letzteres war vielleicht die sorgfältigste aller Weightman-Wohltätigkeitsorganisationen. Er wollte das Vertrauen und die Unterstützung seiner ländlichen Nachbarn gewinnen. Es hatte ihn sehr gefreut, als die Lokalzeitung von ihm als einem idealen Bürger und dem logischen Kandidaten für das Amt des Gouverneurs des Staates gesprochen hatte; aber im Großen und Ganzen schien es ihm klüger, sich aus der aktiven Politik herauszuhalten. Es wäre einfacher und besser, Harold ins Rennen zu schicken, ihn vom Bezirk Dulwich in die Legislative zu schicken, dann ins Nationalhaus und dann in den Senat. Warum nicht? Die Interessen von Weightman waren groß genug, um einen direkten Vertreter und Vormund in Washington zu benötigen.

Aber heute Nacht fielen ihm all diese Pläne mit Staub auf. Sie waren trocken und zerfielen wie verlassene Behausungen. Der Sohn, auf dem sein selbstgefälliger Ehrgeiz beruhte, hatte der Villa, auf die sein Vater hoffte, den Rücken gekehrt. Die Pause ist möglicherweise nicht endgültig. und auf jeden Fall gäbe es viel, wofür es sich zu leben lohnt; Das Schicksal der Familie wäre gesichert. Aber der Schwung des Ganzen würde verloren gehen, wenn John Weightman die Zusicherung aufgeben müsste, seinen Namen und seine Prinzipien in seinem Sohn zu verewigen. Es war eine herbe Enttäuschung, und er hatte das Gefühl, dass er sie nicht verdient hatte.

Er erhob sich vom Stuhl und ging mit bleiernen Füßen im Zimmer auf und ab. Zum ersten Mal in seinem Leben war sein Alter sichtbar. Sein Kopf war schwer und heiß, und die Gedanken, die darin wälzten, waren verwirrt und deprimierend. Konnte es sein, dass er sich in den Prinzipien seiner Existenz geirrt hatte? Es gab keinen Widerspruch in dem, was Harold gesagt hatte – es war fast kindisch – und doch hatte es den älteren Mann tiefer erschüttert, als er zeigen wollte. Es handelte sich um einen stillen Angriff, der ihn mehr berührte als offene Kritik.

Angenommen, das Ende seines Lebens wäre näher, als er dachte – das Ende muss irgendwann kommen – was wäre, wenn es jetzt wäre? Hatte er sein Haus nicht auf einem Felsen gegründet? Hatte er die Gebote nicht gehalten? War er nicht „untadelig gegen das Gesetz"? Und darüber hinaus glaubte er, auch wenn er einige Fehler in seinem Charakter hatte – und alle Menschen sind Sünder –, sicherlich an die rettenden Lehren der Religion – die Vergebung der Sünden, die Auferstehung des Körpers, das ewige Leben. Ja, das war schließlich die wahre Quelle des Trostes. Wie jeden Abend las er ein wenig in der Bibel, ging dann zu Bett und schlief.

Er ging zurück zu seinem Stuhl am Bibliothekstisch. Eine seltsame Last der Müdigkeit lastete auf ihm, aber er schlug das Buch an einer vertrauten Stelle auf und sein Blick fiel auf den Vers am Ende der Seite.

„ Sammelt euch keine Schätze auf Erden. "

Das war der Text der Predigt einige Wochen zuvor gewesen. Schläfrig und schwer versuchte er, sich darauf zu konzentrieren und sich daran zu erinnern. Was hatte Doktor Snodgrass gesagt? Ach ja, es war ein Fehler, hier beim Lesen des Verses eine Pause einzulegen. Wir müssen ohne Pause weiterlesen: *Sammelt keine Schätze auf der Erde, wo Motten und Rost sie verderben und wo Diebe einbrechen und stehlen* – das war die wahre Lehre. Wir haben zwar Schätze auf der Erde, aber sie dürfen nicht an unsicheren, sondern an sicheren Orten aufbewahrt werden. Eine höchst tröstliche Lehre! Er hatte es immer befolgt. Motten, Rost und Diebe hatten seinen Investitionen keinen Schaden zugefügt.

John Weightmans gesenkter Blick wandte sich dem nächsten Vers oben in der zweiten Spalte zu.

„ Sammelt aber Schätze im Himmel. "

Was hatte der Doktor nun dazu gesagt? Wie war es zu verstehen – in welchem Sinne – Schätze – im Himmel?

Das Buch schien von ihm wegzuschweben. Das Licht verschwand. Er fragte sich dunkel, ob das der Tod sein könnte, der so plötzlich, so leise und so unwiderstehlich kam. Einen Moment lang kämpfte er darum, sich aufrecht zu halten, dann ließ er sich langsam nach vorne auf den Tisch sinken. Sein Kopf ruhte auf seinen gefalteten Händen. Er schlüpfte ins Unbekannte.

Wie lange danach das bewusste Leben zu ihm zurückkehrte, wusste er nicht. Der Rohling könnte eine Stunde oder ein Jahrhundert gedauert haben. Er wusste nur, dass in der Zwischenzeit etwas passiert war. Was es war, konnte er nicht sagen. Es fiel ihm sehr schwer, den Faden seiner Identität wieder zu erfassen. Er hatte das Gefühl, er selbst zu sein; aber die Schwierigkeit bestand darin, seine Verbindungen herzustellen, sich zu verifizieren und einzuordnen, zu wissen, wer und wo er war.

Endlich wurde es klar . John Weightman saß auf einem Stein, nicht weit von einer Straße in einem fremden Land.

Die Straße war keine formelle Autobahn, sondern eingezäunt und planiert. Es ähnelte eher einer großen Reisespur, getragen von Tausenden von Fußspuren, die durch das offene Land in die gleiche Richtung zogen. Unten im Tal, in das er blicken konnte, schien sich die Straße nach und nach aus vielen Nebenwegen zu formen; Kleine Fußwege führen über die Wiesen, gewundene Pfade folgen den Bächen entlang und schwach markierte Pfade führen aus den Wäldern. Aber am Hang waren die Fäden fester zu einem klaren Wegband verwoben, obwohl es hier und da immer noch ein paar dunkle Pfade gab, die sie verbanden, als wären Menschen auf anderen Wegen den Hügel hinaufgestiegen und hätten sich schließlich umgedreht, um zu suchen die Straße.

Vom Rand des Hügels aus, wo John Weightman saß, konnte er sehen, wie sich die Reisenden in kleinen Gruppen oder größeren Gruppen von Zeit zu Zeit auf den verschiedenen Wegen versammelten und den Aufstieg machten. Sie waren alle in Weiß gekleidet, und die Form ihrer Gewänder war ihm fremd; es war wie ein altes Bild. Sie gingen Gruppe für Gruppe an ihm vorbei, redeten leise miteinander oder sangen; Sie bewegten sich nicht in Eile, sondern mit einem gewissen Eifer und einer gewissen Freude, als wären sie froh, auf dem Weg zu einem bestimmten Ort zu sein. Sie blieben nicht, um mit ihm zu reden, sondern schauten ihn oft an und sprachen miteinander, während sie ihn ansahen; und ab und zu lächelte einer von ihnen und winkte ihm einen freundlichen Gruß zu, so dass er spürte, dass sie ihn gern bei sich hätten.

Zwischen den Gruppen herrschte ein ziemlicher Abstand; und er folgte jedem von ihnen mit seinen Augen, nachdem er vorbeigekommen war, wobei er das lange Band der Straße für eine kleine vorübergehende Zeitspanne bleich machte, über das weite, wogende Hochland, zwischen den runden Hügeln aus luftigem Grün und Gold und Lila, auf und ab ging, bis es erreichte den hohen Horizont und stand einen Moment lang als winzige weiße Wolke vor dem zarten Blau da, bevor es über dem Hügel verschwand.

Lange Zeit saß er da und beobachtete und wunderte sich. Es war eine ganz andere Welt als die, in der sein Herrenhaus an der Avenue gebaut wurde; und es sah für ihn seltsam aus, aber sehr real – so real wie alles, was er jemals gesehen hatte. Plötzlich verspürte er den starken Wunsch zu erfahren, um welches Land es sich handelte und wohin die Menschen gingen. Er hatte eine schwache Vorahnung davon, was es sein musste, aber er wollte sicher sein. Also erhob er sich von dem Stein, auf dem er saß, und stieg durch das kurze Gras und die Lavendelblüten hinab, auf eine vorbeigehende Gruppe von Menschen zu. Einer von ihnen drehte sich zu ihm um und streckte ihm die Hand entgegen. Es war ein alter Mann, unter dessen weißem Bart und Brauen John Weightman eine Andeutung des Gesichts des Dorfarztes zu erkennen glaubte, der ihn vor Jahren gepflegt hatte, als er ein Junge auf dem Land gewesen war.

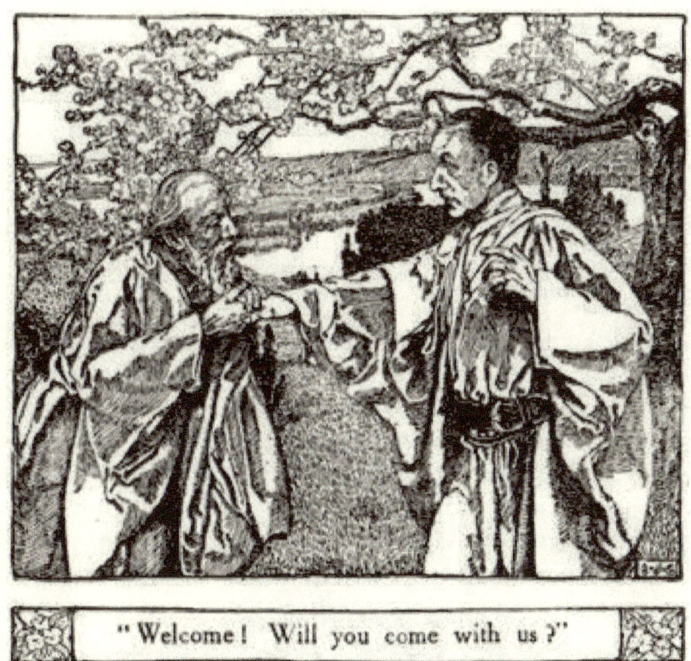

„Willkommen", sagte der alte Mann. "Kommst du mit uns?"

"Wo gehst du hin?"

„In die himmlische Stadt, um dort unsere Villen zu sehen."

„Und wer sind diese bei dir?"

„Bis vor Kurzem waren sie mir fremd; ich kenne sie jetzt besser. Aber dich kenne ich schon lange, John Weightman . Erinnerst du dich nicht an deinen alten Arzt?"

„Ja", rief er – „ja, Ihre Stimme hat sich überhaupt nicht verändert. Ich freue mich wirklich, Sie zu sehen, Doktor McLean, besonders jetzt. Das alles kommt mir sehr seltsam vor, fast bedrückend. Ich frage mich, ob – aber vielleicht Ich gehe mit dir, meinst du?"

„Sicherlich", antwortete der Arzt mit seinem vertrauten Lächeln; „Es wird dir gut tun. Und in der Stadt muss auch ein Herrenhaus auf dich warten – und zwar ein schönes – freust du dich nicht darauf?"

„Ja", antwortete der andere und zögerte einen Moment; „Ja – ich glaube, es muss so sein, obwohl ich nicht damit gerechnet hatte, es so bald zu sehen. Aber ich werde mit dir gehen, und wir können uns übrigens unterhalten."

Die beiden Männer holten die anderen schnell ein und alle gingen gemeinsam die Straße entlang. Der Arzt hatte wenig über seine Erfahrungen zu erzählen, denn es war ein einfaches, hartes Leben gewesen, das er ereignislos für andere verbracht hatte, und die Geschichte des Dorfes war sehr einfach. John Weightmans Abenteuer und Triumphe hätten eine weitaus reichere, imposantere Geschichte voller Kontakte zu den großen Ereignissen und Persönlichkeiten der Zeit ergeben. Aber irgendwie hatte er keine Lust, viel darüber zu sprechen, als er über dieses weite, himmlische Moorland ging, unter diesem ruhigen, sonnenlosen blauen Bogen, in dieser freien Luft vollkommenen Friedens, wo das Licht schattenlos verstreut war, als ob das Der Lebensgeist in allen Dingen war leuchtend.

Außer dem Arzt gab es in dieser kleinen Gesellschaft nur eine Person, die John Weightman zuvor gekannt hatte – einen alten Buchhalter, der sein Leben lang am Schreibtisch verbrachte und sorgfältig Buchhaltung führte – einen rostigen, langweiligen kleinen Mann, geduldig und engstirnig, dessen Frau es gewesen war Er war zwanzig Jahre lang in der Irrenanstalt und hatte als einziges Kind eine verkrüppelte Tochter, für deren Wohlergehen und Glück er sich unermüdlich abgemüht und geopfert hatte. Es war eine Überraschung, ihn hier zu finden, so sorglos und fröhlich wie die anderen.

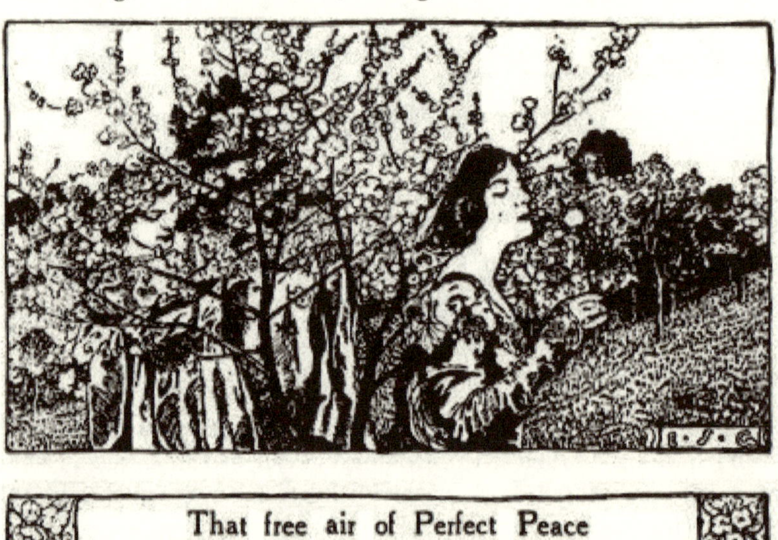

Während sie miteinander redeten, offenbarten sich in kurzen Einblicken die Leben anderer in der Gruppe – eine früh verwitwete Mutter, die ihre kleine Herde Kinder zusammengehalten und harte und schwere Jahre durchgearbeitet hatte, um sie in Reinheit und Wissen großzuziehen – eine Schwester von Charity, die sich der Pflege armer Menschen verschrieben hatte, die vom Krebs zu Tode gefressen wurden – ein Schulmeister, dessen Herz und Leben in seine stille Arbeit gesteckt worden waren, Jungen zu einem sauberen und rücksichtsvollen Mannesalter auszubilden –, ein medizinischer Missionar, der gegeben hatte begann eine glänzende Karriere in der Wissenschaft, um die Leitung eines Krankenhauses im dunkelsten Afrika zu übernehmen – eine schöne Frau mit silbernem Haar, die ihre Träume von Liebe und Ehe aufgegeben hatte, um sich um einen kranken Vater zu kümmern, und nachdem sein Tod ihr das Leben zu einem langen Leben gemacht hatte, Ständige Suche nach Möglichkeiten, anderen Gutes zu tun – ein Dichter, der durch die überfüllten Mietskasernen der großen Stadt gelaufen war und nicht nur durch seine Lieder, sondern auch durch seine klugen und geduldigen praktischen Hilfeleistungen Freude und Trost spendete – eine gelähmte Frau, die das getan hatte Dreißig Jahre lang lag sie hilflos, aber nicht hoffnungslos auf ihrem Bett und erreichte durch ein Wunder des Mutes ihr einziges Ziel, sich nie zu beschweren, sondern stets jedem , der in ihre Nähe kam, ein wenig von ihrer Freude und ihrem Frieden mitzuteilen . Alle diese und andere Personen wie sie, Menschen von geringem Ansehen in der Welt, aber jetzt scheinbar alle von großer Zufriedenheit und einer inneren Freude erfüllt, die ihre Schritte leicht machte, befanden sich in der Gesellschaft, die die Straße entlangging, und sprachen miteinander über vergangene Dinge und Dinge, die noch kommen, und hin und wieder mit klaren Stimmen singen, von denen der Schleier des Alters und der Trauer gelüftet wurde.

John Weightman stimmte bei manchen Liedern, die ihm aus der Verwendung in der Kirche bekannt waren, zunächst etwas zögerlich, dann aber selbstbewusster ein. Denn während sie weitergingen, ließen sein Gefühl der Fremdheit und die Angst angesichts seiner neuen Erfahrung nach, und seine Gedanken begannen, die gewohnte Sicherheit und Selbstgefälligkeit anzunehmen . Gingen diese Leute nicht in die Himmlische Stadt? Und war er nicht an seinem richtigen Platz unter ihnen? Er hatte sich immer auf diese Reise gefreut. Wenn jeder von ihnen sicher war, dort eine Villa zu finden, konnte er dann nicht viel sicherer sein ? Sein Leben war fruchtbarer gewesen als ihres. Er war ein Anführer, ein Gründer neuer Unternehmen, eine Stütze von Kirche und Staat, ein Fürst des Hauses Israel. Ihm waren zehn Talente gegeben worden, und er hatte daraus zwanzig gemacht. Seine Belohnung wäre verhältnismäßig. Er war froh, dass seine Gefährten passende, für sie vorbereitete Behausungen vorfinden würden; aber er dachte auch mit einer gewissen Freude an die Überraschung, die einige von ihnen empfinden würden, wenn sie sein ernanntes Herrenhaus sahen.

So kamen sie auf den Gipfel des Moorlandes und blickten in die Welt dahinter. Es war eine weite, grüne Ebene, sanft abgerundet wie eine flache Vase und umgeben von Hügeln aus Amethyst. Ein breiter, leuchtender Fluss floss hindurch, und viele silberne Wasserfäden waren über das Grün gewoben; und an den Ufern des Flusses wuchsen hohe Bäume, und an den kleinen Bächen blühten Obstgärten voller Rosen, und in der Mitte von allem stand die Stadt, weiß, wunderbar und strahlend.

Als die Reisenden es sahen , waren sie voller Ehrfurcht und Freude. Sie gingen schnell und lautlos über die kleinen Bäche und durch die Obstgärten, als hätten sie Angst zu sprechen, damit die Stadt nicht verschwinden könnte.

Die Stadtmauer war sehr niedrig, ein Kind konnte darüber hinwegsehen, denn sie bestand nur aus Edelsteinen, die nie groß sind. Das Tor der Stadt war überhaupt nicht wie ein Tor, denn es war nicht mit Eisen oder Holz verriegelt, sondern nur eine einzelne Perle, sanft schimmernd, markierte die Stelle, an der die Mauer endete und der Eingang offen lag.

Dort stand eine Person, deren Gesicht strahlend und ernst war und deren Gewand wie die Blüte der Lilie war, kein gewebter Stoff, sondern eine lebendige Textur. „Kommen Sie herein", sagte er zur Gruppe der Reisenden; „Du bist am Ende deiner Reise und deine Villen stehen für dich bereit."

John Weightman zögerte, denn ihn quälten Zweifel. Angenommen, er war nicht wie seine Gefährten wirklich am Ende seiner Reise, sondern wurde nur für kurze Zeit aus dem normalen Verlauf seines Lebens in dieses mysteriöse Erlebnis versetzt? Nehmen wir an, dass er schließlich nicht wie diese anderen wirklich durch die Tür des Todes gegangen wäre, sondern nur durch die Tür der Träume, und in einer Vision wandelte, ein lebender Mann unter den gesegneten Toten. Wäre es für ihn richtig, mit ihnen in die himmlische Stadt zu gehen? Wäre es nicht eine Täuschung, eine Entweihung, eine schwere und unverzeihliche Beleidigung? Die seltsame, verwirrende Frage hatte keinen Grund, das wusste er sehr wohl; denn wenn er träumte, dann war alles ein Traum; Aber wenn seine Gefährten real waren, dann war er auch in Wirklichkeit bei ihnen, und wenn sie gestorben waren, dann musste er auch gestorben sein. Dennoch konnte er das Gefühl nicht loswerden, dass zwischen ihnen und ihm ein Unterschied bestand, und es machte ihm Angst, weiterzumachen. Doch als er innehielt und sich umdrehte, blickte ihm der Hüter des Tores direkt und tief in die Augen und winkte ihm zu. Dann wusste er, dass es nicht nur richtig, sondern notwendig war, dass er eintrat.

Sie zogen von Straße zu Straße zwischen schönen und geräumigen Behausungen inmitten amarantgrüner Gärten hindurch, die mit einer unendlich mannigfaltigen Schönheit göttlicher Einfachheit geschmückt waren. Die Villen unterschieden sich in Größe, Form und Charme: Jedes schien seinen eigenen, persönlichen Charme zu haben; Dennoch waren alle gleich in ihrer Eignung für ihren Platz, in Harmonie miteinander und in dem Beitrag, den jeder zur einzigartigen und ruhigen Pracht der Stadt beitrug.

Als die kleine Gruppe einer nach dem anderen zu den für sie hergerichteten Häusern kam und ihr Führer den glücklichen Bewohnern winkte, einzutreten und Besitz zu ergreifen, ertönte ein leises Murmeln der Freude, halb Staunen und halb Erkennen; als ob die neue und unsterbliche Wohnung mit der Schönheit der Überraschung gekrönt wäre, schöner und edler als alle Träume davon; und doch auch, als wäre es berührt von der Schönheit des Vertrauten, des Erinnerten, des lange Geliebten. Einer nach dem anderen wurden die Reisenden zu ihren eigenen Villen geführt und gingen gerne hinein; und aus dem Inneren drangen durch die offenen Türen liebliche Willkommensstimmen, leises Gelächter und Gesang.

Schließlich war niemand mehr beim Guide außer den beiden alten Freunden Doktor McLean und John Weightman . Sie standen vor einem der größten und schönsten Häuser, dessen Garten sanft von strahlenden Blumen erstrahlte. Der Führer legte seine Hand auf die Schulter des Arztes.

„Das ist für dich", sagte er. „Geh hinein; hier gibt es keinen Schmerz mehr, keinen Tod mehr, keinen Kummer, keine Tränen mehr; denn deine alten Feinde sind alle besiegt. Aber all das Gute, das du für andere getan hast, all die Hilfe, die du gegeben hast, all das Der Trost, den du gebracht hast, all die Kraft und Liebe, die du den Leidenden geschenkt hast, sind hier; denn wir haben sie alle für dich in dieses Haus eingebaut."

Das Gesicht des guten Mannes war von stiller Freude erleuchtet. Er drückte fest die Hand seines alten Freundes und flüsterte: „Wie wunderbar es ist! Gehen Sie weiter, Sie kommen als nächstes zu Ihrer Villa, es ist nicht weit weg, und wir werden uns bald, sehr bald wiedersehen."

Also ging er durch den Garten und hinein in die Musik darin. Der Hüter des Tores wandte sich mit ruhigen, forschenden Augen an John Weightman . Dann fragte er ernst:

„Wohin soll ich dich jetzt führen?"

„Um meine eigene Villa zu sehen", antwortete der Mann mit halbverhohlener Aufregung. „Ist hier keins für mich? Du darfst mich vielleicht noch nicht hineinlassen, denn ich muss dir gestehen, dass ich nur –"

„Ich weiß", sagte der Hüter des Tores, „ich weiß alles. Du bist John Weightman ."

„Ja", sagte der Mann entschiedener, als er zuerst gesagt hatte, denn es befriedigte ihn, dass sein Name bekannt war. „Ja, ich bin John Weightman , Oberaufseher der St. Petronius-Kirche. Ich wünsche mir sehr, meine Villa hier zu sehen, wenn auch nur für einen Moment. Ich glaube, dass Sie eine für mich haben. Werden Sie mich dorthin bringen?"

Der Torhüter zog ein kleines Buch aus der Brust seines Gewandes und blätterte darin um.

„Gewiß", sagte er mit einem neugierigen Blick auf den Mann, „Ihr Name ist hier; und Sie werden Ihre Villa sehen, wenn Sie mir folgen."

Es schien, als ob sie kilometerweit durch die riesige Stadt gelaufen wären, eine Straße nach der anderen mit größeren und kleineren Häusern, reicheren und ärmeren Gärten, aber alle voller Schönheit und Freude. Sie kamen in eine Art Vorstadt, wo es viele kleine Hütten mit Blumenbeeten gab, sehr bescheiden, aber hell und duftend. Schließlich erreichten sie ein offenes Feld, das kahl und einsam wirkte. Darin befanden sich zwei oder drei kleine Büsche ohne Blüten, und das Gras war spärlich und dünn. In der Mitte des Feldes stand eine winzige Hütte, kaum groß genug für einen Hirtenunterschlupf. Es sah aus, als wäre es aus weggeworfenen Dingen, Fetzen und Fragmenten anderer Gebäude gebaut worden, die mit Sorgfalt und Mühe von jemandem zusammengesetzt worden waren, der versucht hatte, das Beste aus weggeworfenem Material herauszuholen. Die Hütte hatte etwas Mitleidiges und Beschämtes an sich. Es schrumpfte und sank und verblasste auf seinem kargen Feld und schien sich nur durch Duldung am Rande der prächtigen Stadt festzuhalten.

„Das", sagte der Hüter des Tores, stand still und sprach mit leiser, deutlicher Stimme – „das ist Ihr Herrenhaus, John Weightman ."

Ein fast unerträglicher Schock aus traurigem Staunen und Empörung erstickte den Mann für einen Moment, so dass er kein Wort sagen konnte. Dann wandte er sein Gesicht von der armen kleinen Hütte ab und begann eifrig bei seinem Gefährten Vorwürfe zu machen.

„Sicher, Sir", stammelte er, „da müssen Sie sich irren. Da stimmt etwas nicht – irgendein anderer John Weightman – eine Namensverwechslung – das Buch muss sich geirrt haben."

„Es liegt kein Fehler vor", sagte der Torhüter sehr ruhig; „Hier ist Ihr Name, die Aufzeichnung Ihres Titels und Ihres Besitzes an diesem Ort."

„Aber wie könnte ein solches Haus für mich vorbereitet werden", rief der Mann mit einem ärgerlichen Zittern in der Stimme, „für mich, nach meinem langen und treuen Dienst? Ist dies ein passendes Herrenhaus für jemanden, der so bekannt und ergeben ist? Warum." ist es so erbärmlich klein und gemein? Warum hast du es nicht groß und schön gebaut, wie die anderen?"

„Das ist alles Material, das Sie uns geschickt haben."

"Was!"

„Wir haben das gesamte Material verwendet, das Sie uns geschickt haben", wiederholte der Hüter des Tores.

„Jetzt weiß ich, dass du dich irrst", rief der Mann mit wachsendem Ernst, „ich habe mein ganzes Leben lang Dinge getan, die dich mit Material versorgt haben müssen. Hast du nicht gehört, dass ich ein Schulhaus gebaut habe? der Flügel eines Krankenhauses; zwei – ja, drei – kleine Kirchen und der größte Teil einer großen, die Turmspitze von St. Petro –"

Der Torhüter hob seine Hand.

„Warte", sagte er; „Wir wissen all diese Dinge. Sie waren nicht schlecht gemacht. Aber sie wurden alle markiert und als Grundlage für den Namen und die Residenz von John Weightman in der Welt verwendet. Haben Sie sie nicht dafür geplant?"

„Ja", antwortete der Mann verwirrt und verblüfft, „ich gestehe, dass ich oft auf diese Weise über sie nachgedacht habe. Vielleicht war mein Herz zu sehr darauf fixiert. Aber es gibt noch andere Dinge – meine Stiftung für das College – mein Gehalt." und großzügige Spenden an alle etablierten Wohltätigkeitsorganisationen – meine Unterstützung für jeden angesehenen –"

„Warte", sagte der Torhüter erneut. „Wurde das alles nicht sorgfältig auf der Erde aufgezeichnet, wo es deinen Kredit vergrößern würde? Es war nicht töricht, es zu tun. Wahrlich, du hast deinen Lohn dafür erhalten. Würdest du doppelt bezahlt werden?"

„Nein", schrie der Mann mit wachsender Bestürzung, „das wage ich nicht zu behaupten. Ich gebe zu, dass ich zu sehr auf meine eigenen Interessen geachtet habe. Aber sicherlich nicht ganz. Sie haben gesagt, dass diese Dinge nicht dumm getan wurden. Sie haben etwas Gutes bewirkt." in der Welt. Ist das nicht von Bedeutung?"

„Ja", antwortete der Hüter des Tores, „es zählt in der Welt – dort, wo du es gezählt hast. Aber es gehört dir hier nicht. Wir haben alles, was du uns geschickt hast, gespeichert und genutzt. Dies ist die Villa, die für dich vorbereitet wurde." ."

Während er sprach, wurde sein Blick tiefer und suchender, wie eine Feuerflamme. John Weightman konnte es nicht ertragen. Es schien ihn nackt auszuziehen und zu verdorren. Er sank unter der erdrückenden Last der Scham zu Boden, bedeckte seine Augen mit seinen Händen und kauerte mit dem Gesicht nach unten auf den Steinen. Durch die Unruhe seines Geistes spürte er undeutlich ihre Härte und Kälte.

„Sag mir denn", rief er gebrochen, „wie kam ich überhaupt hierher, da mein Leben so wenig wert war?"

„Durch die Gnade des Königs" – die Antwort war wie das leise Läuten einer Glocke.

„Und womit habe ich es verdient?" er murmelte.

„Es wird nie verdient, es wird nur gegeben", kam die klare, leise Antwort.

„Aber wie habe ich so kläglich versagt", fragte er, „in allen Sinnen meines Lebens? Was hätte ich besser machen können? Was zählt hier?"

„Nur das, was wirklich gegeben ist", antwortete die glockenartige Stimme. „Nur das Gute, das aus Liebe getan wird, es zu tun. Nur die Pläne, bei denen das Wohl anderer im Vordergrund steht. Nur die Arbeiten, bei denen das Opfer größer ist als die Belohnung. Nur die Gaben, bei denen der Geber sich selbst vergisst." ."

Der Mann lag schweigend da. Eine große Schwäche, eine unbeschreibliche Verzweiflung und Demütigung lasteten auf ihm. Aber das Gesicht des Torhüters war unendlich sanft, als er sich über ihn beugte.

„Denken Sie noch einmal darüber nach, John Weightman . Hat es so etwas in Ihrem Leben noch nicht gegeben?"

„Nichts", seufzte er. „Wenn es solche Dinge jemals gegeben hat, muss es lange her sein – sie waren alle verdrängt – ich habe sie vergessen."

Auf dem Gesicht des Torhüters lag ein unbeschreibliches Lächeln, und seine Hand machte das Zeichen des Kreuzes über dem gesenkten Kopf, während er sanft sprach:

„Das sind die Dinge, die der König nie vergisst; und weil es in Ihrem Leben einige davon gab, haben Sie hier einen kleinen Platz."

Das Gefühl von Kälte und Härte unter John Weightmans Händen wurde schärfer und deutlicher. Das Gefühl körperlicher Müdigkeit und Mattigkeit lastete auf ihm, aber in seinem Herzen herrschte eine Ruhe, fast eine Leichtigkeit, als er den verklingenden Vibrationen der silbernen Glockentöne lauschte. Die Kaminuhr auf dem Kaminsims hatte gerade den letzten Siebenschlag beendet, als er seinen Kopf vom Tisch hob. Durch die schmalen Schlitze der schweren Vorhänge fielen dünne, blasse Streifen des Stadtmorgens in den Raum.

Was war mit ihm passiert? War er krank gewesen? War er gestorben und wieder zum Leben erwacht? Oder hatte er nur geschlafen und war seine Seele in Träumen auf Besuch gegangen? Er saß einige Zeit regungslos da, nicht verloren, sondern in Gedanken versunken. Dann nahm er ein schmales Buch aus der Tischschublade, stellte einen Scheck aus und riss es heraus.

Er ging langsam die Treppe hinauf, klopfte ganz leise an die Tür seines Sohnes, und als er keine Antwort hörte, trat er lautlos ein. Harold schlief, den bloßen Arm über den Kopf gestreckt, und sein eifriges Gesicht entspannte sich in Frieden. Sein Vater sah ihn einen Moment lang mit seltsam leuchtenden Augen an, dann ging er leise auf Zehenspitzen zum Schreibtisch, holte einen Bleistift und ein Blatt Papier und schrieb schnell:

„Mein lieber Junge, hier ist, worum du mich gebeten hast: Mach damit, was du willst, und verlange mehr, wenn du es brauchst. Wenn du immer noch über die Arbeit mit Grenfell nachdenkst, werden wir heute darüber reden Kirche. Ich möchte dein Herz besser kennen lernen; und wenn ich Fehler gemacht habe –“

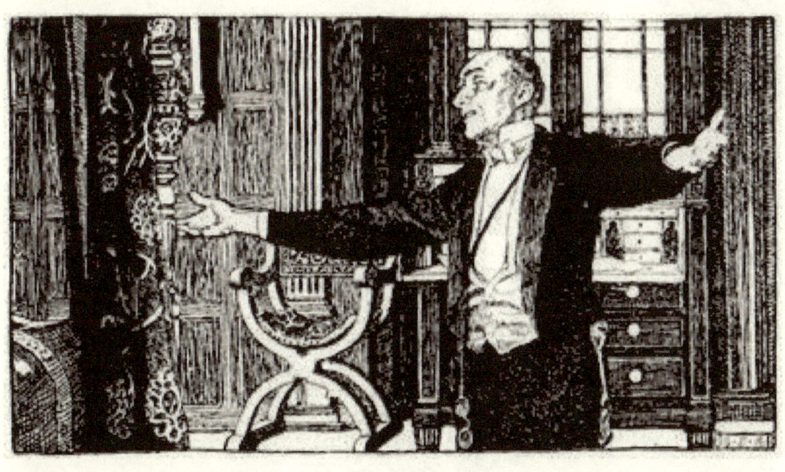

Ein leises Geräusch ließ ihn den Kopf drehen. Harold saß mit weit geöffneten Augen im Bett.

"Vater!" Er schrie: „Bist du das?“

„Ja, mein Sohn“, antwortete John Weightman ; „Ich bin zurückgekommen – ich meine, ich bin hochgekommen – nein, ich meine, komm rein – nun, hier bin ich, und Gott schenke uns gemeinsam ein schönes Weihnachtsfest.“

DAS ENDE